Offert par l'auteur à la Bibliothèque Nationale G. Pennetier

LE CHIRURGIEN

LAUMONIER

(1749-1818)

PAR

GEORGES PENNETIER

Directeur du Muséum d'Histoire naturelle,
Professeur à l'Ecole de Médecine et à l'Ecole supérieure
des Sciences et des Lettres de Rouen.

ROUEN
IMPRIMERIE JULIEN LECERF
1887

LE CHIRURGIEN

LAUMONIER

(1749-1818)

PAR

GEORGES PENNETIER

Directeur du Muséum d'Histoire naturelle,
Professeur à l'Ecole de Médecine et à l'Ecole supérieure
des Sciences et des Lettres de Rouen.

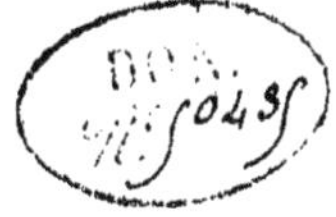

ROUEN
IMPRIMERIE JULIEN LECERF
1887

LE CHIRURGIEN

LAUMONIER

DISCOURS PRONONCÉ A LA SÉANCE DE RENTRÉE DES COURS D'ENSEIGNEMENT SUPÉRIEUR DE LA VILLE DE ROUEN

le 1er décembre 1887.

MONSIEUR L'INSPECTEUR D'ACADÉMIE,

MESSIEURS,

C'est une fonction honorable sans doute, mais ce n'est certes pas une tâche exempte de difficultés, que de prononcer un discours dans une solennité de ce genre.

Que dire, en effet, qui n'ait été déjà dit, et mieux que je ne saurais le faire ? Ne sommes-nous pas encore sous le charme de la délicieuse page de littérature qui nous a été lue, l'an dernier, par le professeur Texcier ?

J'ai donc, prudemment, borné mon ambition à tenter d'être utile. Mais, quel sujet aborder ?

Un souvenir de jeunesse me tira d'embarras.

Alors qu'en vue des examens, je fréquentais les collections du Musée Orfila, je fus vivement impressionné à la vue de plusieurs préparations d'anatomie artificielle dues au chirurgien Laumonier, de Rouen. J'appris, dans la suite, que la Faculté de médecine de Montpellier possédait également quelques-unes de ses productions, et il en était de même du Muséum de Rouen. Je voulus donc savoir quel était ce Laumonier dont personne ne parlait plus, dont le nom ne figure même pas dans les biographies médicales[1].

J'interrogeai les archives de la localité, je fouillai les bibliothèques, j'écrivis partout où je pus supposer qu'il avait laissé quelques traces de son passage, et je viens aujourd'hui, Messieurs, essayer de faire revivre devant vous cette personnalité qui fut douée, au plus haut degré, du génie artistique et chirurgical.

I

Laumonier naquit à Lisieux le 30 juillet 1749. Reçu, à l'âge de vingt-trois ans, maître ès-arts de la Faculté de Paris et maître en chirurgie de la ville de Lisieux, il épousa, peu de temps après, la sœur de Thouret[2].

Nommé, en 1779, chirurgien-major en second de l'hôpital militaire de Metz, il remplit tout le service en l'absence de son chef qui était à l'armée du comte de Rochambeau, en Amérique; il devint membre de la Société royale de Metz, où il fit plusieurs communications sur la chirurgie, et, lors du décès de David, en 1784, il se mit sur les rangs pour lui succéder

1. Voir *Pièces justificatives*.

comme chirurgien en chef de l'Hôtel-Dieu de Rouen, et fut agrégé au collège des chirurgiens de notre ville[3].

La place avait été mise au concours. Douze candidats se présentèrent, tous maîtres en chirurgie, tant de la capitale que de Rouen, Metz, Saint-Lô et Neuf-Brisach. Deux d'entre eux furent particulièrement appuyés : Pelletan, par l'Académie de chirurgie, dont il était membre, et Laumonier, par le premier chirurgien du Roi. M. de Crosne, intendant à Rouen, fut assailli de lettres en faveur de chacun des candidats[4]; enfin, les administrateurs de l'Hôtel-Dieu se réunirent le 7 janvier 1785, et, à la majorité des voix, Laumonier l'emporta sur son concurrent. Le 21 du même mois, il prêta serment devant le Premier Président et il fut admis aux honoraires de 1,200 livres, plus deux muids de vin et un minot de sel par an, avec son logement à l'Hôtel-Dieu et les droits et privilèges attribués à la dite place[5].

Depuis Lecat, la fonction de chirurgien en chef de l'Hôtel-Dieu comportait, en outre, celles de professeur et démonstrateur royal d'anatomie et de chirurgie, avec un traitement de 1,800 livres, et celle de lithotomiste, pensionnaire avec 2,000 livres[6]. Les Administrateurs sollicitèrent les mêmes avantages pour Laumonier, et leur demande, appuyée par le Procureur général du Parlement de Rouen, par le Premier Président et le Garde-des-Sceaux[7], fut enfin agréée par le Ministre contrôleur général, malgré les protestations du Collège des chirurgiens, qui réclamait pour que la chaire d'anatomie et de chirurgie fut divisée et confiée à cinq professeurs de son choix[8].

Elu, en 1786, membre de l'Académie des sciences, belles-lettres et arts de Rouen, fondée par Lecat, Laumonier en devint directeur en 1792. Dès ses débuts, la Société d'Emulation le compta également parmi ses membres : elle le nomma vice-président en l'an VIII, et président l'année suivante. On retrouve dans les Bulletins de ces deux Compagnies l'indication des principales communications qu'il y fit sur les diverses branches de son art, la mention des observations les plus curieuses que lui fournissait son service d'hôpital, la description sommaire de ses pièces les plus importantes d'anatomie artificielle, qu'il ne manquait jamais de présenter au jugement de ses collègues.

Animé d'une véritable passion pour la science, il en cultivait avec le même zèle toutes les parties. Il était excellent physicien et possédait un cabinet de physique fort remarquable. Il s'occupait également de sciences naturelles; il étudia le système lymphatique des poissons, des oiseaux et des mammifères, et fit, un jour, à la Société d'Emulation, un rapport sur un renard marin apporté de Dieppe à Rouen, et qui, déposé dans une maison sur le quai, faisait, depuis plusieurs jours, à cause de son énorme taille, l'admiration du public[9].

Laumonier s'est également révélé comme artiste de grand talent, et la perfection de ses œuvres motiva la création dans notre ville d'une École de cérisculpture, devenue célèbre sous le nom d'*Ecole de Rouen*.

Dès la fondation de l'Institut, en 1796, il en fut nommé correspondant dans la section d'anatomie et de zoologie[10], et ses travaux y furent l'objet de rapports élogieux.

Esprit éclairé et libéral, Laumonier salua avec joie, dès son aurore, la Révolution de 89, espérant voir les premiers jours de la liberté dissiper les préjugés qui s'opposaient encore aux progrès de la science[11]. Plus tard, sous la Terreur, il fut entraîné à jouer momentanément un rôle politique et à participer, mais sans conviction, à certains actes révolutionnaires.

Lors de la suppression des octrois, en 1791, sa situation personnelle fut menacée. Pendant deux années, Laumonier, dont la plus grande partie des émoluments était payée sur les revenus des octrois, ne toucha plus que son traitement d'hôpital. Mais, le Conseil général « considérant qu'il est juste que celui qui a travaillé et qui a rempli des fonctions aussi utiles à l'humanité et à l'instruction publique, soit payé de ses appointements, indépendamment de la suppression des octrois sur lesquels les fonds se prenaient ; qu'il est, en conséquence, nécessaire d'y en substituer d'autres », décida, au mois de février 1793, que, désormais, son traitement lui serait intégralement servi sur les fonds de l'Hôtel-Dieu et du Département et qu'il lui serait tenu compte de l'arriéré[12].

Nous voyons dès lors Laumonier, tout entier livré à ses travaux scientifiques, consacrer le temps que lui laissaient sa clientèle et son service d'hôpital à la préparation de ses pièces anatomiques et à la direction de son Ecole.

Arrivé à l'âge de soixante-six ans, il fut atteint de plusieurs attaques d'apoplexie qui le mirent hors d'état de continuer ses fonctions. Il sollicita alors, de l'Académie de Rouen, le titre de « vétéran » qui lui fut conféré en reconnaissance de ses longs services[13], et il demanda la nomination d'un adjoint qui pût le seconder dans son service d'hôpital dont il assumait, sur lui seul, depuis trente années, la responsabilité[14].

Le Ministre de l'Intérieur désigna, pour remplir ce poste, un jeune docteur dont la réputation était déjà grande dans notre ville : Cléophas Flaubert, ancien interne de l'Hospice d'humanité et prévôt d'anatomie. Quelques mois après, Laumonier tomba dans un état comateux qui lui ôta l'usage de ses facultés. Flaubert fut alors nommé chirurgien en chef; mais l'Administration hospitalière, prenant en considération les longs services rendus aux pauvres par Laumonier, exprima le désir de le voir conserver le titre de chirurgien en chef honoraire, avec le traitement et le logement dont il avait joui jusqu'alors, comme une légitime récompense de ses travaux passés. Le Ministre fit droit à cette juste demande et chargea le Préfet de tenir la main à ce que cette disposition fût rigoureusement observée. « Je désire encore, ajoutait-il, qu'en donnant communication à M. Laumonier de la décision qui nomme M. Flaubert, vous lui fassiez connaître les motifs qui ont nécessité son remplacement dans des fonctions qu'il a remplies jusqu'à ce jour d'une manière si distinguée et si digne d'éloges, afin que, par cette communication officieuse, il ait l'assurance qu'on a su apprécier les services par lui rendus à l'humanité[15]. »

En apprenant la nomination définitive de son successeur, Laumonier trouva encore assez de forces pour écrire à l'Administration une lettre qui lui fait trop d'honneur pour n'être pas rappelée[16] : « S'il m'est pénible de reconnaître que l'affaiblissement de ma santé me met dans l'impossibilité de continuer mon service, j'éprouve une bien vive satisfaction dans le témoignage flatteur que S. E. le Ministre et l'Administration des hospices ont bien voulu rendre à mes nombreux travaux. J'avais, depuis longtemps, formé le vœu d'associer à mes derniers efforts un sujet capable de répondre un jour à la confiance dont vous m'avez si longtemps honoré. Le choix que vous avez fait de M. Flaubert ne peut manquer de remplir vos espérances ; j'ai reconnu le premier qu'il devait, à son tour, illustrer la carrière à laquelle il se destinait. En terminant la mienne, il m'est doux de penser que vous aurez conservé un souvenir honorable de mon zèle et de mon dévouement. Vous m'en donnez une preuve qui m'impose la plus vive reconnaissance. »

A partir de ce moment, sa santé s'affaiblit de plus en plus, et le 10 janvier 1818, à huit heures du matin, il rendit le dernier soupir[17].

Une foule énorme se pressa à ses funérailles, parmi laquelle se trouvaient ses confrères de l'ancien Collège de chirurgie, ses collègues de l'Hôtel-Dieu, son successeur, ses anciens élèves et ceux de la nouvelle école accoutumés à entendre parler de ses succès[18].

Messieurs, Laumonier fut l'un des plus habiles chirurgiens et l'un des plus grands anatomistes de son siècle ; ce fut un professeur remarquable et un artiste de grand mérite. Pourquoi reste-t-il inconnu de la génération actuelle ? Parce que ses nombreuses occupations ne lui ont pas laissé le temps d'écrire. J'ai pris à tâche de faire sortir sa mémoire d'un injuste oubli ; j'ai donc le devoir de vous exposer les titres qu'il possède au souvenir de la postérité.

II

Disons, d'abord, ce qu'il fut comme chirurgien.

Un jour qu'il ouvrait un abcès pelvien chez une jeune femme récemment accouchée, il s'aperçut que l'ovaire était le siège de désordres irréparables : il se décida, témérairement, à faire l'ablation de l'organe, et la malade guérit [10].

Ceci se passait en 1781. Il y a plus d'un siècle ! Alors que nul encore n'avait osé ouvrir le ventre pour en arracher une tumeur mortelle ; alors que les plus grands chirurgiens discutaient, timidement, la possibilité d'une semblable entreprise.

Cette opération, qui eût dû être un acheminement à tenter l'ovariotomie, fut simplement classée parmi les cas curieux, et la priorité en est encore attribuée à l'Américain Mac Dowal qui, trente ans plus tard, fit la première extirpation d'un kyste de l'ovaire préalablement diagnostiqué.

Le hasard seul, il est vrai, avait conduit Laumonier; il n'a pas opéré dans un but arrêté, réfléchi, discuté; mais qu'importe? Il s'est laissé guider par son génie et il a réussi. L'histoire de la chirurgie n'est-elle pas là, tout entière, pour justifier les entreprises audacieuses? Il y avait, tout au moins, dans la tentative hardie de Laumonier, une donnée pratique qui n'eût pas dû passer inaperçue.

Citons un autre exemple.

Au mois de décembre 1789, une jeune femme est admise à la gésine pour y faire ses couches; mais le terme arrive et se passe d'un, de deux mois, sans autre symptôme qu'une tumeur inégalement dure et flottante dans le côté droit du ventre[20]. Laumonier soupçonne une grossesse anormale et songe à pratiquer la section de l'abdomen ; mais, avant de s'y déterminer, il veut l'avis de ses confrères : seize consultants, tant médecins que chirurgiens, sont appelés ; sept sont pour l'opération, neuf contre. Ils ne s'accordent d'ailleurs pas sur le diagnostic et ne sont unanimes que pour déclarer que la mort de la malade est aussi sûre que prochaine. Eh! qu'importe alors, reprend Laumonier, que ce soit une grossesse ou une tumeur quelconque, un dépôt, un squirrhe, une maladie telle quelle de la trompe ou de l'ovaire? Lorsque la mort est décidée, qu'est-ce que cela change au moyen que je propose, et que je propose avec toutes les modifications d'une prudence raisonnable? Mais non, sa voix n'est pas entendue, et sur l'avis de la majorité, on abandonna la malade à la mort qui l'attendait, pour lui éviter une opération qui présentait l'ambiguïté de la vie ou de la mort. Au souvenir de sa réussite antérieure dans un cas analogue, Laumonier voulait tenter de sauver au risque de tuer, tandis que ses confrères, confinés dans le cercle étroit de la science acquise, préfèrent laisser mourir, pour éviter à la malade, une douleur; à eux, une responsabilité.

La malade mourut en effet, et l'autopsie dévoila l'existence d'un kyste de l'ovaire. En présence de ce résultat, Laumonier ne put s'empêcher d'exprimer la douleur dont il était pénétré, en pensant qu'il eût été possible de tenter l'opération et d'arracher à la mort un être qui avait encore trente ou quarante ans de vie à espérer et qui demandait l'opération avec ardeur et confiance.

L'un des médecins consultants, le Dr Rouelle, qui s'était opposé avec le plus d'énergie à l'opération, en appela à l'Académie de chirurgie[21], qui n'hésita pas à blâmer Laumonier et à déclarer que l'extirpation de ces sortes de tumeurs ne pouvait être ni conseillée, ni permise. C'est que la docte assemblée professait alors l'opinion rééditée depuis par Cadet de Gassicourt[22], qu'en médecine, comme en politique, les révolutions, pour n'être pas funestes, doivent s'opérer avec lenteur et réflexion.

Mais, Messieurs, l'ovariotomie, qui compte aujourd'hui tant de succès à son avoir, n'était-elle pas, hier encore, bien sévèrement jugée à l'Académie de médecine? L'extirpation des ovaires malades, disait Velpeau[23], « est une opération affreuse, qui doit être proscrite quand même les guérisons annoncées seraient réelles », et Moreau ajoutait : « Cette opération doit être rangée parmi les attributions des exécuteurs des hautes-œuvres[24]. »

Que fait-on aujourd'hui en présence d'une tumeur abdominale de nature douteuse et contre laquelle tout traitement médical est jugé impuissant ? Une incision exploratrice d'abord ; l'ablation de la tumeur ensuite, si l'opération est possible[25]. Voilà ce que voulait faire Laumonier, qui eut le tort, peut-être, de devancer son siècle, mais que le siècle suivant doit alors revendiquer comme sien.

Un rebouteur essaie un jour, mais en vain, de réduire une luxation du radius sur un jeune homme, et, par suite de ses tentatives maladroites, l'humérus se nécrosa dans toute l'étendue comprise entre ses deux extrémités. Laumonier n'hésita pas un instant à pratiquer l'opération nécessaire pour extraire du bras le séquestre osseux, et le malade guérit : un os nouveau se développa et une cicatrice solide et parfaite se produisit sur toute la longueur du membre[26].

Laumonier se laissa, maintes fois, guider par son inspiration et sut recourir à des modes opératoires encore inconnus pour épargner à ses malades une de ces graves et douloureuses mutilations auxquelles on ne souscrit que pour racheter sa vie. Se trouvant en présence d'une luxation complète de l'astragale, cas infiniment dangereux, chez un individu dont on avait résolu d'amputer la jambe pour sauver les jours, il jugea que l'extraction de l'os déplacé devait suffire ;

il la fit, et le malade, rétabli, marcha presque aussi bien que par le passé[27].

Laumonier a peu écrit. Il lut néanmoins, à l'Académie de Rouen, un *Mémoire sur la possibilité de l'amputation de la matrice*, un *Essai sur la nécrose des os* ou *fragment de théorie sur cette matière* et un *Essai physiologique sur la génération*, pour servir d'introduction à un *traité* qu'il voulait faire sur les *monstruosités*. Le 10 août 1791, il mit sur le bureau une pièce d'anatomie injectée montrant les parties extérieures et intérieures d'un hermaphrodite presque complet; il présenta, en même temps, à la Compagnie, le phénomène vivant qui portait dans toute l'habitude du corps un mélange remarquable des formes masculines et féminines, et il lut un nouveau fragment de son travail sur les monstruosités, dans lequel il classait cette variété anatomique[28].

Voilà ce que fut Laumonier comme chirurgien. Vous dirai-je les soins qu'il prodiguait à ses malades avant et après les opérations. Son élève Flaubert nous a laissé, sur ce point, des renseignements précis[29].

Jamais il n'opérait avant d'avoir acclimaté son malade dans la maison, sans lui avoir laissé le temps de se familiariser avec son entourage, de prendre confiance en son chirurgien. Il espérait aussi, par ce moyen, annuler les mauvais effets d'une atmosphère viciée, ne pouvant rendre pur l'air d'un grand hôpital. Et le moment venu de préparer le malade à subir une opération devenue inévitable, que de précautions il prenait pour lui persuader qu'elle ne devait durer qu'un temps très-court, qu'il s'agissait de faire seulement une ou deux incisions pour prévenir l'opération elle-même. « C'est ainsi que plusieurs fois — dit Flaubert — j'ai vu M. Laumonier, chez qui la sensibilité la plus touchante est alliée au sang-froid qui distingue l'opérateur, décider ses malades en leur promettant de ne débrider que la peau, afin de leur épargner l'opération de la hernie, ou toute autre. » Enfin, le malade une fois remis dans son lit, une fois le bistouri tombé de la main du chirurgien, celui-ci reprenait son rôle de médecin et cherchait, par les soins les plus minutieux, tous les moyens d'assurer le succès.

Quand l'heure aura sonné de faire pour les deux Flaubert ce que je tente aujourd'hui de faire pour Laumonier, celui qui écrira leur histoire se rappellera ces paroles. A moi, de vous montrer ce que les malheureux perdirent à la mort de Laumonier ; à lui, de vous dire ce qu'ils gagnèrent à l'avènement de ses dignes successeurs.

III

Non moins bon anatomiste qu'habile chirurgien, Laumonier fit d'intéressantes recherches sur le système lymphatique, fort mal connu alors. Encouragé par ses premières recherches sur les Poissons et les Oiseaux, il les poursuivit chez les mammifères et chez l'homme, et fit, en 1780, à l'hôpital de Metz, la démonstration du système entier.

L'anecdote suivante montre à quel degré d'habileté il était parvenu dans l'art d'injecter les vaisseaux absorbants. Un jeune médecin du nom de Desgenettes, initié par Mascagny aux moyens mis en usage par l'illustre anatomiste, s'empressa, à son retour de Florence, de venir trouver Laumonier. Plein d'admiration pour les procédés de l'école italienne, il veut les lui révéler et se met à sa disposition pour le choix du jour, du lieu, des instruments, des sujets. « Laumonier applaudit à ses détails et lui propose, en attendant, de le rendre témoin, le soir même, de ce que ses travaux l'ont mis à portée d'obtenir. Quoi ! Ce soir ? à la lumière? Y pensez-vous? — Vous allez le voir, lui répond Laumonier : le vaisseau est cherché, trouvé, des instruments sont préparés sur-le-champ, un tube de verre est tiré à la lampe, le mercure coule et le système est injecté. Le jeune voyageur fut fort surpris de voir exécuter avec tant de dextérité et de promptitude une opération dont il croyait que le succès dépendait de tant de circonstances difficiles à réunir » [30].

L'Académie des sciences avait fait de l'étude du système lymphatique le sujet d'un prix ; mais aucun candidat n'ayant satisfait assez tôt à sa demande, elle retira son programme. Peu de temps après, parut le fameux ouvrage de Mascagny. Ces deux considérations empêchèrent Laumonier de publier ses recherches. A défaut de livre, nous possédons les admirables préparations anatomiques qu'il fit à ce sujet et qui figurent parmi les pièces les plus importantes du musée Orfila.

Laumonier lut, à l'Académie de Rouen, plusieurs mémoires sur l'anatomie et la physiologie. Citons : un *Aperçu mécanique de la nutrition*[31], un *Essai physiologique sur la génération*[32], des *Observations physiologiques sur l'union de l'homme moral et de l'homme physique*[33], etc. Ce dernier travail, qui a paru en 1792 dans le *Journal de physique*, mentionne une découverte anatomique faite par Laumonier en 1786. Ayant eu l'occasion de disséquer un sujet dont le système nerveux était exceptionnellement développé, il conçut l'idée de rechercher les racines supérieures du grand sympathique. Il trouva alors, dans le sinus caverneux, sous le trajet du nerf de la sixième paire, un ganglion de forme oblongue, en communication avec le ganglion cervical supérieur, les nerfs maxillaires supérieur et inférieur et les moteurs oculaires commun et externe. Il donna à ce ganglion non encore décrit la dénomination de *ganglion caverneux*, à cause de sa situation, et il reproduisit sur une pièce artificielle, actuellement au musée Orfila, la préparation anatomique qui le mit à même de faire cette découverte[34].

Au mois de février 1793, Laumonier communiqua à la Commission administrative de l'Hospice d'humanité le premier plan d'organisation d'une Ecole de médecine à Rouen.

L'enseignement comprenait, indépendamment des sciences « accessoires » qui pouvaient être étudiées en dehors de l'école, les sciences « préliminaires » et les sciences « directes » qui devaient être confiées à quatre professeurs titulaires. Il y avait, en outre, un prévôt d'anatomie, un préparateur pour les cours de chimie et de pharmacie, et un jardinier pour cultiver les plantes de l'école de botanique.

Ce projet reçut, en principe, l'approbation de l'autorité supérieure. Le Département prenait, dès le **11** juillet de la même année, un arrêté maintenant Laumonier comme professeur public d'anatomie et de chirurgie, avec Signard comme prévôt d'anatomie, et nommant Robert, pharmacien en chef de l'hospice, professeur de chimie. Plus tard, en l'an V, cette école, qui n'avait pas été ébranlée par les secousses de la Révolution, s'est accrue d'un cours de médecine théorique et de médecine clinique dont Roussel fut le premier titulaire, et d'un cours de pharmacie et de botanique, confié au professeur de chimie[35].

En prenant possession, en 1786, de la chaire où Lecat et David avaient professé l'anatomie avec tant d'éclat, Laumonier fit un discours dans lequel il rendit hommage aux talents de ses prédécesseurs, et chaque année, ensuite, il débutait par un aperçu général sur l'anatomie. C'était un professeur éloquent, lumineux, méthodique dans ses descriptions[36], plein d'enthousiasme pour les sciences et sachant communiquer l'ardeur dont il était lui-même animé. « Pour être juste envers mes élèves — disait-il au Préfet, lors de la distribution des prix de l'an X, à l'occasion, par conséquent, d'une cérémonie semblable à celle qui nous réunit aujourd'hui, — il faudrait les présenter presque tous à votre munificence[37]. »

Le cours d'anatomie était public et la séance d'ouverture se faisait avec une certaine solennité. Les Corps administratifs y assistaient. Un commissaire du département répondait au discours du professeur, ou le Préfet prenait la parole pour montrer les rapports étroits qui unissent les sciences entre elles et le besoin réciproque qu'elles ont d'un concours mutuel pour s'élever vers la perfection[38].

Après un aperçu rapide de la structure générale du corps humain, Laumonier montrait que, sans l'anatomie, l'art de guérir serait encore au berceau et que presque tous les arts sont tributaires de cette science. Mais il ne suffit pas au médecin de connaître le nombre et la forme des organes, il doit encore en approfondir la structure intime, et pour cela, pénétrer, l'œil armé d'un microscope, jusque dans les parties les plus ténues de l'organisme, parce que là se trouve caché le mystère de la vie. « C'est dans les infiniment petits, disait-il[39], que la nature a placé les plus grands phénomènes de notre existence ; c'est là que la maladie exerce ses plus terribles ravages ; c'est par ces sentiers obscurs et presque inconnus qu'elle chemine furtivement et qu'elle échappe à l'activité mal entendue de l'empirique. L'anatomiste seul aperçoit les détours de sa marche trompeuse ; il distingue, comme un tacticien habile, la véritable attaque de ces fausses escarmouches qui détournent l'attention pour mieux subjuguer la place. » Il y a un siècle, Messieurs, que ces paroles ont été prononcées ; ne paraissent-elles pas écrites d'hier ?

Mille entraves avaient jusqu'ici paralysé les progrès de l'anatomie, mais la Révolution venait d'inaugurer une ère nouvelle, et Laumonier saisit la première occasion d'exprimer ses espérances en un meilleur avenir. « Un nouveau sanctuaire, s'écrie-t-il[40], s'ouvre aujourd'hui pour la culture de l'anatomie ; l'esprit des temps barbares qui la vit naître, qui la proscrivit, la persécuta, la rendit infâme et presque impraticable, n'est plus. La philosophie l'emporte ! Préjugés religieux, superstition, piété fausse et mal entendue, ordonnances et règlements imbéciles qui en avez si longtemps retardé les progrès, disparaissez. Quand le flambeau de la raison s'allume, vos ténèbres s'évanouissent. »

Laumonier possédait à un haut degré le don d'exciter chez ses élèves l'amour qu'il avait pour son art, et, tout en leur montrant les difficultés de la route à parcourir, il savait entretenir leur zèle pour l'étude. « Dans notre art, leur disait-il[41], la médiocrité est un crime. Rien ne peut excuser les fautes de l'ignorance, dans un état qui a pour objet la vie et la santé des hommes. »

Le jour de l'ouverture du cours de l'an II, le 2 septembre 1793, le citoyen Auber, commissaire du Conseil général du département, assistait à la séance. Prenant la parole pour répondre au discours du professeur, il aborda un sujet auquel on ne s'attendait guère. Il avait le devoir, dit-il, de payer à la science le tribut d'hommages que l'administration lui doit, et pour cela, il allait considérer l'anatomie à un point de vue tout spécial, au point de vue politique, et démontrer que les grandes vérités qu'elle enseigne auraient dû, à elles seules, ralentir les progrès du despotisme. Mettant alors en parallèle le squelette d'un petit maître qui, naguère, insultait à l'humanité, et celui d'un sans-culotte, il montra la force et la vigueur de l'un, comparées à la faiblesse de l'autre, et conclut que tous les hommes ayant un cerveau, un cœur, des sens, des organes semblables, ils étaient tous égaux par droit de nature, et que nul par conséquent ne pouvait, par droit de naissance, se placer au-dessus des autres hommes.[42 43]

IV

Laumonier, Messieurs, joignait à la science de Mascagny et à l'habileté de Rhuysh, l'art de Zumbo et de Desnoues ; aussi, voyait-on accumulée dans son cabinet, au milieu de pièces injectées par des procédés imaginés par lui, une série de préparations artificielles d'une remarquable exactitude.

L'art, fort ancien, de modeler la cire, n'a pris une réelle importance qu'à la fin du XVIIe siècle, et resta d'abord le privilège de l'Italie. Tout le monde connaît les admirables productions de l'Ecole de Florence, parmi lesquelles figurent les célèbres « scènes de la putréfaction humaine » qui paraissent, aux yeux du visiteur émerveillé, atteindre l'entière perfection[44].

L'école française qui, durant le siècle suivant, s'était signalée par les travaux du médecin Desnoues, de Mlle Bilièron, d'Antoine Benoit et de Curtius, était surtout représentée, au début du XIXe, par Pinson et

Laumonier[45]. Mais, tandis que les artistes florentins travaillaient sous la direction des plus savants médecins, Laumonier possédait, à la fois, les talents du modeleur et ceux de l'anatomiste. Aussi, ne peut-on lui contester la supériorité sur les artistes qui, jusqu'à lui, ont parcouru la même voie. « Exactitude dans les rapports, précision dans les formes, ressemblance parfaite dans le coloris, ce n'est plus le chef-d'œuvre de l'industrie, c'est la nature que l'on croit admirer[46]. »

Tel fut, d'ailleurs, le jugement que portèrent sur ses travaux les corps savants chargés de les apprécier. La Convention, jalouse d'assurer à l'industrie nationale une supériorité qui appartenait, jusque-là, à l'Italie, ordonna, en 1795, la formation pour l'Ecole de santé d'une série de pièces préparées par ses soins[47]. La même année, le *Bureau de consultation* lui accorda le maximum de la première classe des récompenses nationales[48]. Quelques années plus tard, en l'an IX, le gouvernement renouvela ses demandes pour les Facultés de Paris et de Montpellier et lui accorda une pension annuelle de douze mille francs[50]. Enfin, l'Institut de France fit en 1805, à propos d'une nouvelle pièce exécutée par lui, un rapport où il est dit qu'« il a appliqué tous ses moyens avec tant de patience et un sentiment si parfait de ressemblance, qu'il n'y a, pour ainsi dire, que le tact et l'odorat qui avertissent que ce n'est point un cadavre que l'on voit. » Nous pouvons assurer, ajoutent les commissaires, au nombre desquels se trouvaient Fourcroy. Chaptal et Cuvier, « que la

France a aujourd'hui l'honneur de surpasser l'Italie dans l'art des représentations anatomiques ; mais cet art, disent-ils en terminant, n'y est jusqu'à présent possédé que par le seul M. Laumonier dans ce degré de perfection[51]. »

La Commission émettait, en même temps, le vœu que le gouvernement attachât à l'Ecole de médecine ou au Muséum d'histoire naturelle un établissement dirigé par lui et où l'on fabriquerait les pièces qui seraient jugées nécessaires pour les démonstrations. Ce vœu fut entendu et, le 29 mai 1806, l'empereur signait, au palais de Saint-Cloud, un décret portant qu' « il sera établi à Rouen une école destinée à l'enseignement de l'art des préparations anatomiques modelées en cire, sous la direction de M. Laumonier[52].

Un local fut, à cet effet, désigné dans l'intérieur de l'Hôtel-Dieu, et les frais d'installation, conformément aux devis et plans approuvés par le Ministre de l'Intérieur, furent supportés par le Département[53].

Au nombre des élèves sortis de cette école, qui dura de 1806 à 1814, nous devons citer, en première ligne, Mme Laumonier qui, pour seconder son mari dans ses travaux, s'était initiée aux détails de l'anatomie[54]; puis le professeur Jules Cloquet, dont les remarquables productions se trouvent au musée Orfila, à côté de celles de Laumonier, et enfin, Delmas de Montpellier[55], dont les préparations sont précieusement conservées à côté de quelques autres du maître, à la Faculté de médecine de cette ville. Vous pourrez, également, Messieurs, admirer plusieurs cires de Laumonier, chefs-d'œuvre d'art et d'imitation, dans les galeries du Muséum de Rouen. L'une d'elles y figure depuis l'origine même du Musée, et j'ai eu, récemment, la bonne fortune d'en obtenir trois autres de la libéralité d'un ancien médecin de notre ville, le docteur Lecoupeur, qui possède encore la machine électrique du cabinet de physique de Laumonier[56].

Si bien faites qu'elles soient, les pièces anatomiques naturelles s'altèrent vite, et leur aspect change à tel point que l'anatomiste lui-même ne distingue plus certains détails que parce qu'il les connaît par avance. Les préparations artificielles, au contraire, alors qu'elles ont acquis le degré de perfection, j'allais dire le degré de vie que Laumonier sut leur donner, deviennent une copie sévère de la nature, et les organes y paraissent comme au premier moment du repos. Les parties molles, privées de ton, semblent s'affaisser sous leur poids ; le tube intestinal présente sa mollesse et sa flexibilité habituelles, les mouvements vermiculaires eux-mêmes y semblent à peine arrêtés. On y suit les vaisseaux sanguins jusqu'en leurs fines ramifications, et le même coup d'œil permet d'embrasser l'origine, les divisions et la distribution des nerfs avec leurs anastomoses. Les vaisseaux lymphatiques apparaissent enfin avec leur semi-transparence, leurs nodosités et leurs contours multiples.

Ces préparations ne dispensent pas, il est vrai, d'étudier la nature, mais l'anatomie est une science qu'on doit se résoudre à oublier plusieurs fois avant de la bien connaître, et celui qui l'a approfondie trouve dans les pièces artificielles un moyen rapide de rappeler à ses souvenirs les parties que le scalpel ne découvre qu'avec peine, celles qui se flétrissent aussitôt préparées, ou qui sont tellement compliquées qu'il devient impossible d'en développer l'ensemble dans une seule dissection.

L'anatomie artificielle rend enfin de grands services à ceux qui, sans se livrer à l'art de guérir, veulent avoir une idée de l'organisation. Elle affaiblit leur répugnance à fixer leurs regards et à porter le scalpel sur un cadavre glacé ; elle va jusqu'à répandre des charmes sur une étude qui, pour celui que ne soutient pas l'amour de la science et de l'humanité, ne saurait inspirer que dégoût et effroi.

V

Deux mots encore, Messieurs, car malgré mon désir d'être bref, je ne puis passer sous silence le rôle que fut amené à jouer Laumonier pendant la Révolution.

Le 2 novembre 1791, à la séance d'ouverture de son cours d'anatomie, il jure d'être fidèle à la Nation, à la loi et au Roi ; de remplir, de la manière la plus conforme aux principes de la Constitution, tous les devoirs auxquels l'engagent sa qualité de citoyen et celle de professeur public[57]. En même temps, il témoigne hautement de ses sympathies pour le nouvel ordre de choses. « Rendu à sa dignité naturelle, dit-il, l'homme en s'éveillant du pénible et douloureux sommeil de l'esclavage, brise avec fierté le sceptre du despotisme, dont le poids et la durée paralysaient les ressorts de son âme[58 59]. »

Il saisit d'ailleurs toutes les occasions de manifester publiquement ses opinions républicaines et humanitaires. « Jeunes citoyens, s'écrie-t-il en commençant son cours de 1793, les hôpitaux civils et militaires présenteront à votre méditation tous les maux que la nature a, pour ainsi dire, attachés à la fragilité de notre existence, et tous ceux que l'horrible Dieu des combats, dans son aveugle furie, lance indistinctement sur le Républicain et sur l'Esclave des Rois. Les uns sont vos frères, vos amis ; les autres, debout, étaient vos cruels ennemis; terrassés, ce sont des hommes, et dans cette scène horrible et sanglante, leurs cris confondus vous appellent, et votre main doit, à tous, les secours de votre art. N'allez pas en aveugles guérisseurs, sans étude et sans principes, trompant la confiance de ces malheureuses victimes du sort de la guerre, changer dans vos mains inexpérimentées le fer salutaire de la chirurgie en ciseau d'Atropos[60]. »

A la même époque, une grande douleur venait jeter dans son âme et le trouble et l'effroi. Son beau-frère, qui partageait les principes des Girondins, était traduit au tribunal révolutionnaire et mis en état d'arrestation. Cruellement frappé dans ses affections, il ne songea plus alors qu'aux moyens de sauver la tête de Thouret, et, tremblant à l'idée d'aggraver sa situation par le plus léger soupçon d'hostilité au système du moment, il participa à certaines manifestations politiques, où sa présence ne paraît guère indiquée.

Sortant un soir de la Société populaire, il fut interpellé par Saint-Amand, le terroriste, qui avait provoqué la réhabilitation de Bordier et de Jourdain, pendus au bout du pont en 1789. « *Arrête*, lui dit-il, *j'ai à te parler; es-tu patriote? Si tu l'es, il faut que tu en fasses la preuve; tu as les têtes de Bordier et de Jourdain, il faut que tu nous les apportes à la fête; et on m'a dit que tu es professeur, que tu peux parler en public, il faut que tu dises quelque chose, sans quoi j'aurai peu de confiance dans ton patriotisme.* » Plusieurs membres de la Société populaire, joignant leurs voix à celle de Saint-Amand, Laumonier, sous le coup de leurs menaces, céda.

Le tridi de frimaire an II eut lieu, en effet, la fête civique où Jourdain et Bordier devaient être proclamés martyrs de la liberté. Le départ du cortège eut lieu à midi et demi, et de la maison commune se rendit sur le quai au lieu même où avait eu lieu l'exécution et où un autel avait été élevé. Sur ce dernier, figuraient les deux têtes, couvertes du bonnet de la liberté. Enfin, à la suite de plusieurs discours, Laumonier dut, à son tour, prendre la parole. « Je n'ai point attendu, citoyens, le mouvement révolutionnaire qui vous anime aujourd'hui, pour rendre quelques hommages aux restes précieux des deux premiers martyrs de la liberté; j'ai recueilli les têtes de ces deux victimes, dans lesquelles les grands principes révolutionnaires avaient déjà fait de rapides progrès, quand vous étiez encore engourdis au sein de l'esclavage et enchaînés par tous les préjugés. Il en coûta à ma sensibilité de ne pouvoir appliquer à leurs têtes les ressources d'un art au moyen duquel j'aurais conservé en eux l'apparence de la vie. Réduit à ne présenter que leurs têtes sèches, je suis cependant jaloux de les voir figurer sous le bonnet de la liberté qu'ils étaient venus vous offrir trop tôt pour eux. Je joins ici les cheveux de Bordier, à l'effet qu'il soit fait un médaillon qui sera conservé dans le temple où la Société républicaine de Rouen tiendra ses séances, et j'en fais la motion expresse[61]. » Des hymnes de la liberté furent ensuite chantées, et le cortège fit, au son de la musique, son retour à la mairie.

Hélas, Messieurs, les efforts et les sacrifices de Laumonier devaient rester sans résultat. Thouret, qui avait si puissamment contribué à affaiblir l'autorité royale et à préparer l'avènement de la République, eut le sort des Girondins et mourut sur l'échafaud[62]. L'éloge du grand citoyen a été lu dans la séance publique de la Société libre d'Emulation de la Seine-Inférieure, le 9 juin 1806, mais vous n'ignorez pas, Messieurs, qu'une nouvelle étude historique sur Jacques-Guillaume Thouret, député de la ville de Rouen à l'Assemblée nationale, est inscrite au programme des prix que la Société se propose de décerner l'an prochain[63].

Lors de la réaction thermidorienne; lorsque survint une nouvelle terreur, en sens inverse de la précédente; lorsqu'après avoir été coupable de résistance à la Terreur, on devint coupable d'avoir faibli devant elle, Laumonier fut poursuivi.

Le représentant du peuple Casenave, chargé de faire exécuter dans notre département la loi du 21 germinal contre les terroristes, enjoignit au Conseil général de la commune de Rouen de communiquer aux sections assemblées les dispositions de cette loi. Cinq d'entre elles dénoncèrent Laumonier comme terroriste, montagnard, patriote outré du 31 mai, l'un des zélateurs les plus chauds de la Société populaire, ami intime des hommes de sang dont il partageait les principes. Il avait enfin, lors de la prétendue réhabilitation de Jourdain et Bordier, apporté les deux têtes qu'il annonça avoir gardées comme inspiré de ce qui devait arriver; il avait aussi présenté une poignée de cheveux et dit que c'étaient les restes de ces deux martyrs de la liberté [64].

Laumonier n'eut pas de peine à se justifier de ces accusations mensongères, mais il ne pouvait nier sa participation à la fête civique, et on lui opposait que la mémoire de son beau-frère Thouret réclamait, elle-même, pour qu'il fût rangé dans la classe de ceux qui avaient coopéré au régime qui lui avait donné la mort [65].

« Vous avez, répondit-il, changé les peureux en terroristes.... J'avais, alors, mon malheureux beau-frère en arrestation, et je crus le sauver en cédant...... Est-ce être lié avec un tigre que ne le pas froisser en marchant auprès de lui, en ne l'agaçant pas, peur d'en être dévoré..... Le fait que vous me reprochez est bien loin d'être un acte de terrorisme, il est bien plus sûrement un acte de terreur [66]. »

Devant cet aveu qui, certes, ne révélait guère un homme politique, le Conseil général reconnut que, depuis le jour où il s'était publiquement compromis, il s'était conduit en homme probe, ami de la Révolution, exempt de tout reproche; aussi, déclara-t-il qu'il n'y avait pas lieu au désarmement.

Si donc, Laumonier fut amené à jouer un rôle sous la Terreur, ce rôle fut un accident dans sa vie. Jusqu'au jour où il fut contraint de prononcer des paroles qui devaient, malgré lui, être dans le sens de la cérémonie, il avait gardé le silence dans lequel il s'est constamment renfermé depuis. Laumonier fut un républicain sincère et un libre-penseur ; il ne fut jamais un homme d'action, et ce n'est pas, je l'avoue, le propre d'un grand caractère de médire ainsi qu'il le fit, sous l'empire de la crainte, d'un régime auquel il s'était en maintes circonstances montré publiquement favorable. Ce fut, je le répète, un savant et un artiste; mais ce fut, avant tout, un cœur excellent qui voua sa vie au soulagement des malheureux, qui secourut la fille de David, petite-fille de Lecat, restée sans fortune, et qui adopta ses enfants, en mémoire des services que leurs pères avaient rendus à l'humanité.

VI

Messieurs,

Il ne me reste plus, en terminant, qu'à formuler un vœu. La Ville de Rouen a donné, il y a vingt ans, le nom de *Laumonier* à l'une de ses voies publiques[67]; mais aucun souvenir, aucune plaque commémorative, ne rappellent encore, dans l'Hôtel-Dieu, le nom de l'un des chirurgiens qui ont fait le plus d'honneur à notre cité. N'appartient-il pas à l'Administration hospitalière qui, de son vivant, ne laissa échapper aucune occasion de reconnaître son zèle et ses nombreux services, de sauver sa mémoire d'un injuste oubli ?

Je me fais donc ici, Messieurs, bien certainement votre interprète, en réclamant l'inscription du nom de Laumonier à côté de ceux de Lecat et de Flaubert [68].

GEORGES PENNETIER.

PIÈCES JUSTIFICATIVES

1. Dans sa remarquable *Etude historique de la médecine et des médecins de Rouen aux* XVIIe et XVIIIe siècles, E. Leudet signale, il est vrai, Laumonier comme successeur de David à l'Hôtel-Dieu de Rouen ; mais il se borne à dire qu'il n'a pas enrichi la science de publications nombreuses et que son nom se rattache à un autre genre de travaux, l'école de cire dont il fut le directeur et le fondateur. (Discours prononcé à la séance de rentrée des cours d'enseignement supérieur de la ville de Rouen, en 1858. Brochure extraite des journaux de Rouen. Rouen, imp. Rivoire, 1858.)

2. Jean-Baptiste-Philippe-Nicolas-René Laumonier, fils de Philippe Laumonier, maître monier, et de Marie Desclos, naquit le 30 juillet 1749. (*Acte de baptême*, paroisse Saint-Germain de Lisieux, Calvados.)

Marie-Anne-Sainte Thouret, fille de Guillaume Thouret, ancien notaire royal à Pont-Levesque. (*Acte de mariage de Laumonier. Idem.*) Elle avait trois frères : le député Jacques-Guillaume Thouret, exécuté comme girondin en 1794 ; le médecin Michel-Augustin Thouret, Directeur de la Faculté de médecine de Paris, et l'ingénieur François Thouret.

3. L'admission de Laumonier au Collège des chirurgiens de Rouen ne se fit pas sans quelque difficulté et eut lieu grâce à la protection du premier chirurgien. (*Délib. du Collège* des 25 février et 15 juin 1785. — Ch. de Robillard de Beaurepaire. *Recherches sur l'instruction publique dans le diocèse de Rouen avant* 1789, t. III. Evreux, 1872; extrait des Mém. de la Soc. des antiquaires de Normandie.

4. *Archives de la Seine-Inférieure.* Hôpitaux, 1681-1789. Lettre de M. Depont, intendant de la généralité de Metz, à M. de Crosne, intendant de Rouen, 29 août 1784, en faveur de Laumonier ; Réponse de M. de Crosne. — Lettre de M. Parmentier, censeur royal aux Invalides, à M. de Crosne ; 2 septembre 1784, en faveur de Laumonier ; Réponse de M. de Crosne. — Lettre de M. de Crosne au maréchal de Ségur qui s'intéressait à Laumonier, 12 janvier 1785. — Extrait du registre des délibérations de l'Académie royale de chirurgie du jeudi 23 décembre 1784, en faveur de Pelletan. — Mémoire exposant les titres de M. Pelletan à la place de chirurgien en chef de l'Hôtel-Dieu de Rouen. — Lettre de M. Poulletier de Périgny, administrateur des domaines, à M. de Crosne, 5 janvier 1785, en faveur de Pelletan ; Réponse de M. de Crosne annonçant avoir reçu de M. le Contrôleur général les invitations les plus pressantes de s'intéresser au sieur Laumonier, et que c'est en sa faveur que l'administration s'est décidée.

5. *Archives des Hôpitaux.* Hôtel-Dieu, de 1782 à 1820 ; médecins et chirurgiens, nominations. Séances des 7, 14 et 21 janvier 1785.

6. *Archives de la Seine-Inférieure.* Hôpitaux, 1681-1789.

7. *Idem.* Lettre de M. La Millière à M. l'Intendant de Rouen.

8. A la mort de David, le collège des chirurgiens de Rouen présenta à la municipalité un mémoire en vue d'obtenir que les places de démonstrateurs d'anatomie et de chirurgie, réunies depuis Lecat sur une seule tête, fussent comme autrefois à Rouen, et comme cela d'ailleurs n'avait pas cessé d'exister dans les autres villes, réparties entre cinq titulaires ayant chacun un adjoint. Cette demande, transmise au ministre ainsi qu'au premier chirurgien du roi, auquel était réservé le droit de faire délivrer les brevets de professeurs et de démonstrateurs royaux, n'eut pas de

suites, et la place de démonstrateur d'anatomie et de chirurgie resta l'une des prérogatives du chirurgien en chef de l'Hôtel-Dieu. (MÉMOIRE présenté à messieurs les Maire et Echevins de la ville de Rouen, par le collège des chirurgiens de la dite ville, le 19 novembre 1784 : *Anc. arch. municip. Tiroir* 109-10. — *A. Avenel. Le collège des médecins de Rouen*, ou documents pour servir à l'histoire des institutions médicales en Normandie, 1 vol. in-8°, Rouen, A. Péron, 1847.)

9. Rapport sur les travaux de la *Société d'Emulation de la Seine-Inférieure* pendant le mois de vendémiaire an VI (1797.)

10. Associé non résident, 1re classe, section d'anatomie et de zoologie (*Annuaire de l'Institut*, 1796-1818.)

11. « Délivrés de leurs entraves — dit-il — les sciences et les arts ne seront plus comprimés sous le joug accablant de l'usage et des préjugés. Ils vont fleurir sous l'empire d'une Nation libre ; s'accroître, se multiplier et se propager sous l'égide des lois. Leur utilité sera désormais le motif, la mesure et le garant assuré de la protection que la Nation accordera à leur enseignement.»

(LAUMONIER. *Discours sur l'anatomie*, prononcé à l'ouverture du cours de 1791, p. 3, Rouen, Impr. de Seyer et Behourt MDCCXCI. Bibliothèque publique de Rouen.)

12. Procès-verbal du Conseil général du département de la Seine-Inférieure, du lundi 18 février 1793. — Lettre du Procureur syndic du district à l'administration de l'Hôtel-Dieu de Rouen, 23 mars 1793. — Règlement de 1793 pour l'Hôtel-Dieu de Rouen, arrêté par l'administration départementale, chap. VI, art. 1 et 6 ; chap. XI. — Lettre du Conseil général aux administrateurs de l'Hôtel-Dieu, en date du 26 juillet 1793. — Arrêté du Directoire du département en date du 5 août 1793. — Lettre du procureur général syndic du département au procureur de la commune de Rouen,

membre de l'administration de l'Hôtel-Dieu, en date du 7 août 1793. (Voir : *Archives des Hôpitaux*). Cet état de choses dura jusqu'à la fondation de l'Université, en 1809.

13. *Registre des Assemblées et Délibérations de l'Académie de Rouen* ; classe des sciences, n° 2, 1806-1822. Séance du 1er décembre 1815.

14. Laumonier proposa alors le Dr Aumont, chirurgien de l'hôpital de la maison militaire du Roi, professeur d'anatomie, de physiologie et de chirurgie ; mais l'administration de l'Hôtel-Dieu, malgré les appuis nombreux et puissants que pouvait avoir le Dr Aumont, recommanda auprès du ministre le Dr Flaubert, dont elle avait su apprécier le zèle et le mérite. (*Archives de l'Hôtel-Dieu*. Dossier 1815, nomination de M. Flaubert à la place de chirurgien adjoint ; lettre de Laumonier aux administrateurs ; lettres du Préfet à l'administration des hôpitaux, en date des 7 et 29 mars 1815 ; lettre de l'administration de l'Hôtel-Dieu au préfet, en date du 10 mars 1815 ; lettre de l'administration de l'Hôtel-Dieu à Laumonier, en date du 11 juin 1815.)

15. *Délibérations de l'Hôtel-Dieu*. Registre ans 1813-1816 ; séances des 4, 18 et 25 octobre, 22 novembre et 6 décembre 1815. — *Archives de la Seine-Inférieure* : nomination de Flaubert comme chirurgien en chef de l'Hospice d'humanité.

16. Lettre de Laumonier à MM. les Membres de la Commission administrative des hospices ; 4 décembre 1815 (*Archives des hôpitaux*. Dossier : 1815, Hôtel-Dieu, nomination de M. Flaubert à la place de chirurgien en chef.)

17. Acte de décès de Laumonier (*Archives de l'Etat-Civil de Rouen*, 10 janvier 1818.)

18. *Journal de Rouen*, n° du mercredi 14 janvier 1818.

19. *Histoire de la Société royale de médecine*, 1782, *t. V.*, p. 296. —Voir aussi : Kœberlé, *de l'ovariotomie* ; Courty, *Traité pratique des maladies de l'Utérus et de ses annexes*, Paris, Asselin, 1866 ; Boinet, *Dictionnaire encyclopédique des sciences médicales;* de Dechambre, art. *Ovariotomie.*

20. Laumonier. *Mémoire sur une maladie de l'ovaire.* Broch. in-4°, Rouen 1790. (Arch. de l'Académie de Rouen.)

21. Rouelle. *Réponse au mémoire de M. Laumonier sur une maladie de l'ovaire.* Broch. in-4°, Rouen 1791. (Arch. de l'Académie de Rouen.)

22. Cadet de Gassicourt. *Formulaire magistral*, 1812.

23. *Bulletin de l'Académie de Médecine*, 25 novembre 1856, t. XXII, p. 200.

24. *Idem.* 13 janvier 1857, t. XXII, p. 266.

25. *Société de Chirurgie.* Séance du 18 mars 1885.

26. Auber. *Rapports sur les travaux de la Société d'Emulation de la Seine-Inférieure, pendant le mois de vendemiaire an IX*, t. II.

27. *Précis de l'Académie des Sciences, Belles-Lettres et Arts de Rouen.* Séance publique du 10 août 1791, t. V. — *Archives de l'Académie de Rouen.*

28. *Idem.*

En 1791, Laumonier fit un rapport à l'Académie de Rouen sur un nouveau Cornéotome construit par M. Tostain de Coutances, et qui réunissait, dit-il, à la perfection et à la sûreté de son mécanisme, toute l'élégance et le goût possibles. (*Archives de l'Académie*, séance publique 1789 et 1791.)

En 1806, averti par la sage-femme de l'Hospice d'humanité, qu'une fille venait d'accoucher à la gésine de deux jumeaux, l'un mulâtre et l'autre blanc, Laumonier constata le phénomène rapporté par Leprevost dans son travail sur la superfétation. (*Précis de l'Académie*, 1818.)

29. ACH. CLÉOPHAS FLAUBERT. *Dissertation sur la manière de conduire les malades avant et après les opérations chirurgicales*, présentée et soutenue à la Faculté de médecine de Paris, le 27 décembre 1810.

30. Rapport fait au Bureau de consultation des arts et métiers sur les travaux anatomiques et les pièces artificielles du citoyen Laumonier, par les citoyens Desault, chirurgien en chef de l'Hospice d'humanité, et Hallé, professeur d'hygiène aux écoles de santé (*Magasin encyclopédique* ou *Journal des Sciences, des Lettres et des Arts*, rédigé par Millin, Noel et Warens, Paris, 1795, T. I, p. 457).

Le bureau de consultation des arts et métiers, composé de trente membres choisis au scrutin dans les diverses sociétés savantes, avait pour mission de distribuer les 300,000 livres annuellement accordées aux artistes. Il avait été établi par une loi du 17 septembre 1791. Il s'assemblait dans la salle de l'Académie des sciences, et ses séances étaient publiques.

31, 32, 33. 1787, 1788, 1791.

34. « Le filet nerveux qui s'élève du ganglion cervical supérieur dans le canal carotidien, pour s'anostomoser avec la sixième paire et avec le nerf vidien était bien connu, mais personne que je sache, n'a fait encore mention d'un ganglion situé dans le sinus caverneux. Un heureux hasard s'est offert à mes recherches le 26 août 1786..... D'où il résulte sept combinaisons de correspondance sympathique dans un point où il n'y en avait qu'une de connue.» (*Journal de Physique*, novembre 1792, t. XLI : observation anatomo-physiologique, extraite d'un ouvrage sur les sympathies nerveuses considérées dans l'état de santé et de maladie,

avec planche. — Cette observation a été reproduite dans *Giorn. fisic. med.* Febz, 1794, p. 173, et analysée dans *Reil archiv. für. die physiologie.* Bd. 1. 1796. H. 3. S. 64-67 : Verdickung aller nerven, und Entdeckung des ganglion cavernosum in sinus cavernosus. Voir : Callisen, *Dictionnaire bibliographique*. Copenhague, 1832, et Reil, *Archives de physiologie*. Ces deux ouvrages sont à la bibliothèque de la Faculté de médecine de Paris, catalogués sous les numéros 38.325 et 90.699.

L'ouvrage sur les sympathies nerveuses, annoncé par Laumonier, ne doit pas avoir paru. Il n'existe ni à la Bibliothèque nationale, ni à celle de l'Institut, ni à celle de la Faculté de médecine.

La pièce de cire du musée Orfila reproduisant la préparation anatomique qui mit Laumonier à même de faire la découverte du ganglion caverneux, porte le n° 136 et l'étiquette suivante : « Anatomie artificielle. Système nerveux (homme), coupe destinée à faire voir l'origine du grand sympathique et le ganglion découvert par Laumonier (de Rouen). »

35. Ces cours portaient le nom de Cours spéciaux. Voir : Arrêté du Département, en date du 11 juillet 1793. — Délibération de la Commission administrative de l'Hospice d'humanité, du 24 ventôse an V. — *Annuaire statistique du département de la Seine-Inférieure* pour l'an XIV et 1806, Rouen, Périaux.

Le *plan d'enseignement médical* proposé par Laumonier comprenait : les sciences « accessoires » (physique expérimentale, histoire naturelle, dialectique), pouvant être enseignées en dehors de l'Ecole ; les sciences « préliminaires » (anatomie, physiologie, chimie) et les sciences « directes » (médecine théorique et clinique, chirurgie théorique et pratique, pharmacie, botanique spécialement appliquée à l'art de guérir.)

Quatre professeurs titulaires se partageaient les diverses parties de l'enseignement dans l'ordre suivant :

Le médecin chargé des maladies internes devait enseigner « la médecine clinique et théorique et la physiologie médicale ». La clinique comprenait les maladies aiguës et les maladies chroniques; la médecine théorique était divisée en physiologie médicale, hygiène, pathologie, séméiologie, nosologie et thérapeutique. Il convenait de faire le cours de clinique médicale dans deux salles (hommes-femmes) de huit lits chacune, dans lesquelles seraient placées successivemet les maladies aiguës pendant un an et les maladies chroniques l'année suivante, de manière que le professeur puisse, en deux ans, parcourir le cercle des maladies de ces deux divisions. Deux mois de chaque saison devaient être consacrés à la clinique et le reste du temps à la médecine théorique. (4 leçons par semaine.)

Le médecin chirurgien devait enseigner « l'anatomie physiologique, la chirurgie théorique et pratique ». Le cours d'anatomie aurait lieu du mois d'octobre au mois d'avril (une leçon chaque jour); la chirurgie pratique se ferait toute l'année dans les salles d'opérés, et les principes de la chirurgie seraient enseignés en juin et juillet.

Un pharmacien était chargé de l'enseignement de la chimie (novembre, décembre), de la pharmacie (janvier, février) et de la botanique (de mars à novembre). Chaque cours comprenait quatre leçons par semaine.

Le quatrième professeur devait initier ses élèves à l'art des accouchements dans la gésine de l'Hôtel-Dieu dont il ferait le service; son cours serait divisé en théorique et en pratique, tant sur le mannequin que sur la nature, et comprendrait l'histoire des maladies des femmes enceintes et accouchées, et celle des enfants pendant l'allaitement. La partie théorique serait enseignée en mai et juin; celle des maladies des femmes et des enfants en juillet et août; les exercices sur le mannequin en septembre et octobre; ceux sur le vivant, toute l'année, suivant les circonstances.

Un prévôt d'anatomie, choisi par le professeur, était attaché à l'amphithéâtre, et il devait y avoir un préparateur pour les cours de chimie et de pharmacie, ainsi qu'un jardinier pour cultiver les plantes de l'Ecole de botanique. (Laumonier. Projet d'un plan relatif à l'enseignement de la médecine générale, Rouen, 28 février 1793, l'an II de la République française. *Archives des hôpitaux*, 1793).

Les prévôts d'anatomie de Laumonier dont les noms nous sont parvenus, sont : Signard, Postel, Cauvière, Bourgeois, Delmas, Flaubert.

36. Vigné. Eloge de Laumonier. *Précis des travaux de l'Académie de Rouen*, 1818, p. 111.

37. *Archives de la Seine-Inférieure.*

38. *Idem.*

39. Laumonier. *Discours sur l'anatomie*, 1791. Le professeur donnait ses leçons dans l'amphithéâtre de l'Hôtel-Dieu, les lundi, mardi, vendredi et samedi à midi. Le cours était public et gratuit.

40. Laumonier. *Discours sur l'anatomie*, prononcé le 2 septembre 1793, dans l'amphithéâtre de l'Hôtel-Dieu de Rouen, Rouen, 1793. (Bibliothèque publique de Rouen, 1-2413.)

41. Laumonier. *Discours sur l'anatomie*, 1791, p. 5.

42. *Réponse* du citoyen Auber, l'un des commissaires du Département, *au discours sur l'anatomie* prononcé le 2 septembre 1793. (Bibliothèque publique de Rouen, 1-2413).

43. Les cours spéciaux durèrent jusqu'en 1809, époque de la création de l'Université. Chaque année, le Conseil général adressait des éloges aux professeurs habiles qui en étaient chargés et, lors de la session de 1810, il intervint chaleureu-

sement en leur faveur pour faire respecter leurs droits : « Ces cours, qui sont ceux de médecine, d'anatomie, de chirurgie, de pharmacie, d'accouchement et de chimie appliquée aux arts, se trouvant supprimés dans le département de la Seine-Inférieure, par suite du nouveau système d'instruction adopté lors de l'établissement de l'Université, le Conseil général n'aurait à s'en occuper en aucune manière, si les intérêts des professeurs qui ont été chargés par le gouvernement de faire ces cours, n'étaient pas lésés. Supprimés, mais non destitués, ces professeurs n'ont plus droit, sans doute, au traitement annuel qui leur était alloué lorsqu'ils étaient en exercice. Aussi, n'est-ce pas pour réclamer la continuation de ce traitement en leur faveur, ni aucune autre sorte d'indemnité, que le Conseil se permet la représentation, mais pour exposer le droit que ces hommes instruits et recommandables semblent avoir de n'être pas traités comme des journaliers qu'on peut congédier chaque jour en leur payant leur journée. Le salaire dû au professeur chargé de faire un cours annuel est le prix tout entier qui lui a été promis en le chargeant de faire le cours, quoique l'exercice du cours puisse n'être que de quelques mois. Aussi, l'on ne peut se dispenser de payer aux professeurs dont les cours viennent d'être supprimés, la dernière année en entier de leur traitement. C'est avec cette générosité, c'est pour mieux dire, avec cette justice, que le gouvernement en a agi lors de la suppression des écoles centrales avec ceux des professeurs de ces écoles qui n'ont pas trouvé place dans les lycées. Les derniers mois de l'année scolaire leur ont été payés, quoique ces mois fussent des mois de vacances et que la suppression fût notoire. » (*Procès-verbaux du Conseil général*, 1806 *à* 1813, *t. II*, *P. Sessions de* 1806, *p.* 101 ; 1807, *p.* 181 ; 1808, *p.* 255; 1809, *p.* 321 ; 1810, *p.* 385, § 2.)

44. Les collections de cires de Florence (anatomie, accouchements opérations chirurgicales) sont dues à Zumbo, Suzini, Calenzuoli, Calamai et au modeleur actuel Egisto

Tortori. Les scènes de la putréfaction ont été exécutées par Zumbo. Le musée ne possède aucune préparation de Laumonier.

45. *François Desnoues*, médecin français, débuta à Paris où il apporta de notables perfectionnements à l'art de modeler la cire, puis il se rendit en Italie. — *M*[lle] *Biliéron* s'acquit plus tard, à Paris, une grande réputation et fut chargée de faire une série de pièces pour l'empereur de Russie. — *Antoine Benoît* se rendit célèbre par ses portraits miniature et par le portrait médaillon haut relief de Louis XIV, grandeur naturelle, qui se trouve au musée historique de Versailles. — La collection de cires de *Curtius*, exposée au boulevard du Temple, à la fin du siècle dernier, devint le fond du musée Tussaud qui, depuis 1860, est établi à Londres.

Les deux cérisculpteurs en renom au début du XIXe siècle étaient : *Pinson*, dont un grand nombre de productions sont au Muséum de Paris et quelques-unes au musée Orfila, et *Laumonier*, dont les préparations se trouvent presque toutes au musée Orfila, et dont la Faculté de médecine de Montpellier, ainsi que le Muséum d'histoire naturelle de Rouen, possèdent également plusieurs. Le Muséum de Paris ne doit renfermer, actuellement, aucune pièce de Laumonier. Le fait m'a été attesté par la lettre suivante du Directeur de cet établissement : « J'ai l'honneur de vous informer, en réponse à votre lettre du 26 septembre courant, que le Muséum d'histoire naturelle ne possède pas de pièces en cire exécutées par le chirurgien Laumonier. Paris le 30 septembre 1887. Signé : E. Fremy. »

46. VIGNÉ. *Essai sur l'utilité de l'anatomie*. Rouen, 1803, frimaire an XII. Broch. de 24 p. (Bibliothèque de l'Académie de Rouen.)

47. *Décret de ventôse, an III.* — Rapport fait à la Société d'Emulation de la Seine-Inférieure sur les pièces anatomi-

ques nouvellement exécutées par le citoyen Laumonier. (*Magas. encycl.* 2e année, t. II, Paris, l'an IV, 1796, p. 464-473.)

48. 6,000 francs avec la mention honorable. Rapport fait au Bureau de consultation des Arts-et-Métiers, sur les travaux anatomiques et les pièces artificielles du citoyen Laumonier, par les citoyens Desault, chirurgien en chef de l'Hospice d'humanité, et Hallé, professeur d'hygiène aux Ecoles de santé. (*Magas. encycl.*, 1795. T. I, p. 462.)

49. *Comptes rendus de l'Institut*, an IX, 2e trimestre : anatomie, préparations artificielles en cire. — *Magas. encycl.* VIIIe année, an XI, 1802, t. III, p. 379-382. — *Précis de l'Académie de Rouen*, 1804, p. 108.

50. *Archives de l'Académie de Rouen*, note manuscrite.

51. Rapport fait en 1805 à l'Institut national par MM. Sabatier, Fourcroy, Tenon Hallé, Chaptal et Cuvier, d'une pièce d'anatomie artificielle, exécutée pour l'Ecole de médecine de Paris, par M. Laumonier (*Précis de l'Académie de Rouen*, 1806.)

52. *Journal officiel du 4 juin* 1806 : Un décret rendu par S. M. au palais de Saint-Cloud, le 29 mai 1806, portant établissement à Rouen, d'une école destinée à l'enseignement de l'art des préparations anatomiques modelées en cire, contient les dispositions suivantes :

1o Il sera établi à Rouen une école destinée à l'enseignement de l'art des préparations anatomiques modelées en cire, sous la direction de M. Laumonier.

2o Il y sera exécuté : des séries de pièces d'anatomie humaine les plus délicates et les plus compliquées, pour l'usage des écoles de médecine; les pièces d'anatomie comparée nécessaires à la collection du Muséum d'histoire naturelle ;

les pièces représentant les cas pathologiques les plus rares, qu'il pourrait être utile de placer dans les écoles et dans les principaux hôpitaux civils et militaires pour la pratique des grandes opérations de la chirurgie; celles qu'il conviendrait de réunir pour les démonstrations des cours d'accouchement dans les chefs-lieux de départements et pour les examens des officiers de santé; celles qui pourraient être destinées à donner des notions élémentaires de la structure des parties du corps humain, dans les établissements d'instruction publique.

3° Six élèves suffisamment versés dans les connaissances anatomiques et dans l'art de modeler seront attachés à cette école, sur la nomination du Ministre de l'Intérieur; ils ne pourront y résider plus de trois ans. L'un d'eux aura le titre de premier élève, qui ne pourra être donné qu'après dix-huit mois d'apprentissage.

4° Les séries de pièces à exécuter dans les travaux de l'école seront déterminées sur la proposition d'une commission composée de professeurs nommés par l'École de médecine de Paris et le Muséum d'histoire naturelle qui en fera son rapport au Ministre. La même commission présentera les élèves qui seront admis à l'école de Rouen.

5° Le directeur actuel continuera, aux conditions antérieurement prescrites, la préparation des pièces dont il a été chargé par les Écoles de Paris et de Montpellier; mais il fournira gratuitement celles qui seront le produit de son école.

53. *Archives de l'Hôtel-Dieu de Rouen.* Délibérations. Séances des 31 décembre 1806 et 8 avril 1807. — *Annuaire statistique de la Seine-Inférieure* pour les années 1807 et suiv.

54. Rapport fait au Bureau de consultation des Arts-et-Métiers. (*Mag. encycl.* 1795, T. I. p. 462). — MOUARD. *Eloge historique de Thouret* lu dans la séance publique de la Société d'Emulation du commerce et de l'industrie de la Seine-Infé-

rieure, le 9 juin 1806 : « Les connaissances de Mme Laumonier en anatomie, la mettent à portée de confectionner en cire des pièces anatomiques demandées par le gouvernement. J'ai entendu vanter celles sorties de ses mains pour le moins autant que celles faites par son mari. » (*Bul. Soc. d'Emul.* vol. III, 1804-1810.)

55. En l'an XII, le gouvernement recommanda à Laumonier, pour l'instruire et le former dans l'art des préparations artificielles, Delmas, docteur en chirurgie, prosecteur de l'Ecole de Montpellier.

56. Pièces du Musée Orfila. *Cires signées « Laumonier, de Rouen »* : Coupe destinée à faire voir l'origine du grand sympathique et le ganglion découvert par Laumonier. — Nerf trisplanchnique; du côté droit, ce nerf est à l'état normal; du côté gauche, on a représenté les variétés jusqu'à présent observées; les plexus mésentériques supérieur et inférieur et les glanglions sus-rénaux sont en évidence. — Organe de l'ouïe (homme), représentation d'une oreille droite de grandeur naturelle. — Oreille droite représentée sous de grandes dimensions, anatomie de cet organe, nerfs et artères qui s'y distribuent, division du nerf trifacial, ganglion de Meckel. — Lymphatiques. Homme complet dont les cavités thoracique et abdominale sont ouvertes. Représentation des vaisseaux lymphatiques de la tête et du cou, des membres supérieurs et inférieurs, ainsi que de la cavité abdominale et thoracique. — Partie droite de la face avec le thorax et l'abdomen qui sont ouverts. Système lymphatique thoracique et abdominal; l'insertion du canal thoracique dans la veine sous-clavière gauche est représentée. — Cavité thoracique et abdominale; dans la cavité abdominale sont représentés le foie, la rate et les reins. Vaisseaux lymphatiques de ces organes et troncs lymphatiques du mésentère. — Foie, estomac, duodénum et une partie du gros intestin. Distribution des vaisseaux lymphatiques à la sur-

face du foie, de l'estomac, du colon et du cœcum. — Foie, estomac et reins. Disposition des vaisseaux lymphatiques sur la surface concave du foie, de la vésicule du fiel, l'estomac, la veine cave, l'aorte abdominale et les reins. — Intestin grêle avec son mésentère. Les vaisseaux sanguins sont représentés injectés et les glandes mésentériques mises en évidence. On a représenté l'origine des canaux chylifères jusqu'à la naissance du tronc qui forme la branche antérieure du canal thoracique. — Portion de l'intestin jejunum injecté; son enveloppe mésentérique et sa tunique musculaire sont enlevées et laissent à découvert les vaisseaux chylifères. — Moitié latérale gauche de la tête, du cou, du thorax, avec le membre supérieur correspondant. Représentation du système lymphatique des parties latérales de la tête, de la face, du cou et de la partie antérieure du membre supérieur. — Membre inférieur droit avec la moitié correspondante du bassin. Représentation des vaisseaux et ganglions lymphatiques de ce membre et des ganglions iliaques. (Voir Archives de la Faculté, registre intitulé : Pièces en cire et en plâtre, et vers le milieu du volume, dont les pages ne sont pas numérotées : Pièces en cire faites par M. Laumonier, chirurgien en chef de l'Hôtel-Dieu de Rouen. Il y est dit que l'envoi des pièces concernant le système nerveux précéda celui des cires relatives au système lymphatique.

Pièces signées « Ecole de Rouen ». — Anatomie chirurgicale. Muscles du périnée ; préparation ayant pour but de montrer les parties intéressées dans l'opération de la taille. — Autre préparation mettant en évidence les parties intéressées dans l'opération de la taille. — Anatomie artificielle, et splanchnologie. Rapports de situation du duodénum avec le colon, les reins et la colonne vertébrale.

Pièces signées « Jules Cloquet ». — Appareil de la phonation, quatre modèles représentant diverses pièces du larynx. — Avant-bras et main gauche. Région antérieure de l'avant-bras, muscles de la couche superficielle, vaisseaux et nerfs qui se distribuent à cette région. Portion inférieure de l'humérus droit avec le radius et le cubitus, muscles enconé et court supinateur. — Main gauche, muscles superficiels de la paume de la main et interosseux. — Portion latérale du bassin; muscles obturateurs et jumeaux. — Jambe droite avec le pied ; muscles de la partie postérieure de la jambe et de la plante du pied, couche superficielle. — Partie supérieure du tibia et du péroné droit ; muscle poplité. — Coupe de la tête qui représente le pharynx ouvert par sa partie postérieure ; cette pièce est destinée à montrer les organes de la déglutition.

Pièces signées « prof. Jules Cloquet ». — Dissection d'une portion des muscles de la face. — Portion latérale droite de la tête ; muscle temporal recouvert de son aponévrose, muscle masséter. — Muscle deltoïde du côté gauche. — Omoplate avec la partie supérieure de l'humérus ; muscle sous-épineux et sous-scapulaire.

Pièces de la Faculté de Médecine de Montpellier. *Pièces de Laumonier* : Deux enfants de naissance ; les cavités thoracique et abdominale sont ouvertes ; on voit les viscères et les vaisseaux ombilicaux, ainsi que leurs connexions avec le placenta. — Tronc de femme enceinte, à terme ; l'utérus et les viscères abdominaux sont très exactement représentés. — Tronc de femme enceinte de six mois ; l'utérus est figuré ouvert, le fœtus est représenté avec ses annexes. — Tronc d'homme adulte montrant les viscères thoraciques et abdominaux dans leurs rapports respectifs.

Cires provenant de Delmas : plusieurs pièces, dont un écorché de la taille d'un enfant de deux ans, sur lequel on voit une belle préparation du système lymphatique. (Voir Notice sur le Conservatoire de la Faculté de médecine de Montpellier, par le Dr Grynfeltt, 1879, p. 8 et 21.)

Pièces du Muséum d'histoire naturelle de Rouen. *Cires de Laumonier* : Vaisseaux superficiels de la tête et du cou. —

Appareils circulatoire et nerveux de la tête et de la partie supérieure du tronc. — Nerfs de la région cervicale et circulation intra-crânienne. — Chylifères de la cavité abdominale et lymphatiques de la partie supérieure de la cuisse. Ces trois dernières pièces ont été données au Muséum de Rouen en 1885, par le Dr Lecoupeur, qui les avait achetées à la vente d'un médecin qu'il savait les tenir de la veuve de Laumonier.

57. LAUMONIER. *Discours sur l'anatomie*, 1791. p. 4.

58. *Idem*, p. 1.

59. En 1792, l'Académie de Rouen, comme corps enseignant, se présenta à la Commune séant en Conseil général et, par la bouche de son président Laumonier, déclara que « la Société académique des sciences, belles-lettres et arts de Rouen, fondée sur les deux principes, Egalité et Liberté, a vu avec grand plaisir que ces bases constitutionnelles étaient devenues communes à tout l'empire français; en conséquence de quoy, elle vient prêter entre les mains de la municipalité, le serment de maintenir l'une et l'autre. » De quoy il a été donné acte verbal par la réponse du maire. (*Archives de l'Académie de Rouen*. Séances des 19 et 22 septembre 1792). Laumonier, directeur; Noël, vice-directeur et douze membres figuraient à cette manifestation.

60. LAUMONIER, *Discours sur l'anatomie*, 1793, p. 13.

61. Fête civique en mémoire de Bordier et Jourdain. Délibération du Conseil général de la commune de Rouen. Séance du duodi de frimaire, an II de la République une et indivisible. Procès-verbal de la fête. Rouen, imprimerie de P. Seyer et Behourt, imp. de la Municipalité, rue du Petit-Puits. (*Archives municipales de Rouen, Dossier n° 77, c. 1. — Fête et cérémonies publiques* 1791 *à* 1795 *et jusqu'en l'an VII.*)

On prétendit alors que Laumonier avait apporté à la fête les deux premières têtes venues (*Manuscrit* HORCHOLLE à la Bibliothèque publique de Rouen, et E. GOSSELIN : *Journal des principaux épisodes de l'époque révolutionnaire à Rouen et dans les environs*, *de* 1789 *à* 1795, Rouen, 1867, p. 25 et suiv.); mais le fait est démenti par Laumonier. « Lors de l'exécution de Jourdain et Bordier, dit-il, je n'eus pas même la pensée de faire rechercher les têtes; ce ne fut que quelques jours après que j'appris que deux de mes élèves, savoir : 1° Leboucher fils, de Rouen, maintenant officier de santé à l'armée d'Italie ; 2° Devé, de la Bouille, maintenant sous-aide major à l'hôpital militaire de cette commune, s'en étaient emparés. La curiosité pure et simple d'avoir le crâne de deux scélérats devenus célèbres à Rouen, m'engagea à inviter ces deux élèves à me les céder. Elles étaient décharnées, je les fis blanchir et les plaçai dans mon cabinet d'anatomie où nombre de personnes les ont vues depuis ce moment et notamment tous les comédiens qui voyaient dans l'un d'eux, leur confrère, un homme de talent. Je les conservais, comme on conserve encore à présent, dans le cabinet de l'Ecole de santé de Paris, la peau entière de la tête de Cartouche..... Je me déterminai à leur porter les têtes, etc....... (Laumonier aux citoyens composant le Conseil général de la commune de Rouen, le 6 prairial, l'an III de la République une et indivisible. *Archives municipales de Rouen*, 15. 3. *Terroristes. Moyens justificatifs de plusieurs terroristes.*)

62. A l'ouverture de la séance de la Commune de Rouen du 6 de floréal, an II, on donna lecture d'une pétition du citoyen Dumouchel, lequel déclara avoir loué une chambre au citoyen Quillebeuf, dans laquelle ce dernier a fait porter divers meubles et livres appartenant à Thouret qui venait de subir la peine de mort. Renvoi au Directeur des domaines nationaux et arrêté que provisoirement les scellés seront apposés sur cette chambre. Le lendemain, le district invita le Conseil à faire les recherches nécessaires pour découvrir

les propriétés de l'ex-constituant Thouret. — Renvoyé au bureau d'émigration. (*Bulletin des séances des Corps administratifs et de la Société populaire de Rouen. Commune de Rouen, séances publiques des 6 et 7 de floréal, an II*). La collection de ce journal, devenu fort rare, m'a été communiquée par M. le professeur Bouquet.

63. MOUARD. Eloge historique de Thouret. (*Bull. Soc. d'Emul. de la Seine-Inférieure*, vol. III. 1804-1810.)

Le 28 floréal an II, nous retrouvons Laumonier à la séance du Directoire, dont il sollicite et obtient l'achat d'instruments utiles à son enseignement. Il remercie l'Administration en protestant de son dévouement à la République et à l'avancement des arts et des sciences qui doivent la faire prospérer. (*Département de la Seine-Inférieure, séance du 28 de floréal an II.* « Le citoyen Laumonier, officier de santé de l'Hospice d'humanité, et démonstrateur d'anatomie, expose verbalement que l'amphithéâtre dans lequel il donne des leçons publiques et gratuites de cette science importante, si curieuse pour le philosophe, si satisfaisante pour le républicain qui y trouve démontrés au doigt et à l'œil les titres de l'égalité naturelle de tous les hommes et de leur liberté, enfin si utile dans le grand art de guérir, est très fréquenté; mais que l'art des Winslow et des Lecat ne peut être enseigné avec succès sans le secours des instruments; qu'il est de l'avantage de la République que ces instruments soient promptement accordés, afin que les jeunes officiers de santé qui se forment dans l'école pour, de là, passer à nos armées, et guérir les glorieuses blessures de nos frères qui versent leur sang pour cimenter la liberté que nous avons conquise, soient suffisamment instruits d'une science qui leur est indispensable; qu'un officier de santé qui oserait opérer sans les connaissances préalables de l'anatomie, serait aussi et même plus dangereux qu'un ingénieur qui lèverait des plans sans géométrie. Qu'il se présentait une occasion de pourvoir l'amphithéâtre des instruments les plus essentiels en achetant les deux caisses, l'une de trépan et l'autre d'amputation, que les héritiers du citoyen Grillon, officier de santé, sont dans l'intention de vendre. Qu'une grande seringue à injection n'était pas moins essentielle pour propager les méthodes des Malpighy et des Ruysch, auxquels l'anatomie elle-même doit les grands progrès qu'elle a faits dans ce siècle. Le Directoire, convaincu qu'un de ses principaux devoirs est de favoriser les arts véritablement utiles, a accordé au citoyen Laumonier l'objet de sa pétition et l'a autorisé à se pourvoir des instruments qu'il jugerait absolument nécessaires; cette dépense essentielle ne devant pas être, selon lui, exhorbitante en comparaison des grands avantages qu'on doit en tirer..... (*Bull. des séances des Corps administratifs et de la Société populaire de Rouen, n° 105; 30 du floréal an II.*)

Le 13 prairial an II, Laumonier fait don à la Société populaire d'une médaille d'or, qui se trouve égarée en passant par les mains d'un certain Burdelot. (*Bull. des séances des Corps administratifs et de la Société populaire de Rouen. Société populaire, séance publique du 13 du Prairial an II.*)

Le 1er vendémiaire an III, jour d'une nouvelle ouverture du cours d'anatomie, le Directoire délègue, comme l'an passé, pour l'y représenter, un commissaire qui, rendant compte de sa mission, rapporte que l'école d'anatomie lui paraissait mériter de plus en plus l'attention des corps administratifs, par le dévouement et les connaissances du professeur, par le zèle et l'activité des élèves (*Bull. des séances des Corps administratifs et de la Soc. popul. de Rouen, an III, nos 3 et 4, séance du 1er de vendémiaire.*)

64. Lettre de Casenave au Conseil général de la Commune de Rouen, germinal an III. (*Archives municipales de Rouen, dossier 15. 3. Terroristes.* Moyens justificatifs de plusieurs terroristes.) — Extrait des registres des délibérations du Conseil général révolutionnaire de la commune de Rouen, séance du 11 floréal an III. Liste des citoyens désignés pour

être désarmés, conformément à la loi du 21 germinal, présentée par le Conseil général au représentant Casenave ; observations du Conseil général concernant Laumonier (*Idem.*) — Mesures prises pour désarmer la plupart des individus qui avaient rempli des fonctions pendant la Terreur en 1793 et 1794. Rapports des sections (*Idem*, *dossier* 15. 2.)

65. *Troisième rapport des commissaires* nommés par la Commission des députés de sections de la commune de Rouen pour la recherche des crimes et délits des terroristes qui ont exercé sur les citoyens de cette commune les actes de tyrannie la plus cruelle. 10e section, Rouen, imprimerie de l'*Observateur de l'Europe*.

66. Laumonier. Mémoire aux citoyens composant le Conseil général de la Commune de Rouen. Rouen le 6 prairial l'an III de la République une et indivisible. « Citoyens, j'apprends que j'ai été compris dans la liste des terroristes, par la douzième section. C'est un malheur d'être dénoncé et jugé sans être entendu. La douzième section ne m'aurait pas compris dans la liste des ennemis du bonheur public, si elle eût été mieux instruite et mes principes mieux connus. Elle divise ses motifs en quatre chefs principaux auxquels je vais répondre successivement.

1° Ayant, lors de la prétendue réhabilitation de Jourdain et Bordier, apporté deux têtes qu'il annonça avoir gardées, comme inspiré de ce qui devait arriver. Il représenta aussi une poignée de cheveux et dit que c'était les restes de ces deux martyrs de la liberté.

Voici le fait (v. 61)....... Le système du moment était d'envelopper les familles dans la proscription des individus à qui on en voulait et de faire des crimes aux uns de ce que faisaient les autres. Ma position était infiniment critique, j'avais à craindre en refusant, de faire dire que toute la famille Thouret était anti-révolutionnaire et d'aggraver par là les calomnieuses inductions dont on enveloppait cet homme juste et célèbre, dont tous les honnêtes gens pleurent avec nous la perte irréparable. Je crus le servir en cédant, je me déterminai à leur porter les têtes et à rompre le silence que j'avais religieusement gardé jusqu'alors et dans lequel je me suis constamment renfermé depuis. Le discours que j'ai prononcé est, par lui-même, une preuve évidente de la contrainte qui lui a donné naissance, il ne conclut rien, il ne contient que des mots qui, tout insignifiants qu'ils sont, devaient cependant et malgré moi, être dans le sens de la cérémonie. Ce fait est bien loin d'être un acte de terrorisme, il est bien plus sûrement un acte de terreur. Je ne fus pas le seul comprimé ; qui dans la ville n'a pas tremblé sous l'inexorable tyrannie qui l'opprimait alors, et qui, plus que moi, devait trembler ? Nombre des plus honnêtes gens de la commune furent, comme moi, forcés de représenter à cette cérémonie, et certes on ne les accusera pas, pour cela, d'être des terroristes.

2° Le second chef d'accusation me dit : « terroriste, montagnard, dénonciateur astucieux ; celui qui provoqua l'expulsion des filles qui s'étaient dévouées au soulagement des malades et qu'il remplaça Dieu sait comme. »

La première partie de ce second chef ne contient que des mots, des termes généraux qui ne signifient rien, il n'est pas d'homme dont on ne puisse dire : c'est un terroriste, c'est un montagnard ; mais il n'y a que les faits qui puissent l'établir. Je défie mes dénonciateurs d'en citer un, je n'ai jamais dénoncé personne et ne crains point l'examen le plus sévère de ma conduite sur aucune de ces qualifications. Quant au fait des filles vouées au soulagement des malades, je défie encore de prouver que j'en aie provoqué l'expulsion, et le fait n'est pas vrai. Ce sont les lois d'alors qui l'ont nécessitée. Ce sont les Administrations, obligées elles-mêmes à cette exécution, qui l'ont faite, comme elle l'a été par toute la France et plus, je crois, à Rouen qu'ailleurs. Je ne me défends de ce fait qu'à cause de sa fausseté car, quand j'eûs eu l'opinion que l'Hôtel-Dieu de Rouen eût demandé un autre régime pour le mieux être des malades, je ne pouvais, pour cela, être regardé comme terroriste, et ce serait vraiment un terrorisme qu'on exercerait sur moi et non pas moi qui l'exercerait sur les autres, si on prétendait me faire un crime d'avoir eu cette façon de penser. Quant au remplacement que j'ai dû faire « Dieu sait comme », il faut ignorer entièrement le régime de l'Hospice d'humanité pour me faire ce reproche. Je n'ai le droit d'y nommer à aucune place, ni d'influence sur la nomination d'aucune de celles qui remplacent les religieuses, je ne suis chargé d'aucune partie d'administration; il y a un directeur qui est spécialement chargé de ce soin, mon domaine se restreint tout entier dans l'exercice de la chirurgie. J'avouerai cependant que lors de l'établissement, j'ai sollicité la place de lingère en chef pour la petite-fille de Lecat et la fille de David, mes deux prédécesseurs dans la place que j'occupe, j'ai adopté les enfants dans l'infortune comme étant les miens, en mémoire des services que ces deux grands hommes dont ils descendent ont rendu à l'humanité et particulièrement dans l'Hôtel-Dieu de Rouen. Je les porte dans mon sein et il n'est rien que je ne fasse pour leur procurer une honnête existence; j'ai honoré les pères dans les enfants, si c'est là un acte de terrorisme, j'en suis coupable.

3° Le troisième chef : « patriote outré du 31 may, il était l'un des zélateurs les plus chauds de la Société populaire, ami intime des hommes de sang dont il partageait les principes. »

Tout cela, comme je l'ai observé, sont des termes généraux, des mots vagues, applicables à tout le monde quand on veut, mais ce ne sont pas des faits. La vérité est que, loin d'être patriote outré du 31 may, cette journée fatale dont je fus le témoin m'a affligé comme patriote, et mon intérêt personnel, celui de mes proches qui ont été sacrifiés à cette journée, ne devait pas m'en rendre le partisan. J'ai été à la Société populaire il est vrai, et si c'est être un chaud zélateur que de dire : il serait à souhaiter que tous les honnêtes gens en fussent pour opposer une grande masse de probité et de lumière aux meneurs et aux intrigants, je ne puis me disculper d'avoir souvent répété cela dans les conversations particulières. J'ai quelquefois mis de l'assiduité à suivre ses séances pour éviter la qualification de suspect qu'on donnait alors à ceux qui s'en abstenaient et j'avais plus de ménagement à garder qu'un autre dans la situation où j'étais moi-même et dans celle où était mon malheureux beau-frère. Mais le fait où il en faut venir est celui-là : ai-je fait quelque motion terroriste ? y ai-je dénoncé quelqu'un ? ai-je provoqué l'arrestation ou la destitution de qui que ce soit ? qu'on les cite, j'en défie. Si on est terroriste pour avoir été muet à cette Société populaire, qu'on déclare donc tels une quantité d'honnêtes gens qui n'y allaient qu'en gémissant, parce que le despotisme les écrasait, parce qu'ils le craignaient, alors vous aurez changé les peureux en terroristes. Quant à ma prétendue amitié avec les hommes de sang, qui oserait m'en citer un avec lequel j'ai eu une liaison intime. Est-ce être lié avec un tigre que ne le pas froisser en marchant auprès de lui, en ne l'agaçant pas peur d'en être dévoré. Je me suis bien gardé de leur montrer la haine que je pouvais leur porter; mais qu'ai-je fait avec eux ? quelle est celle de leurs scélératesses que j'aie protégée ? Voilà ce que la douzième section ne dit pas, ce qui prouve qu'elle s'est déterminée sans faits et sans doute à l'instigation de quelques ennemis, dont on ne manque point dans ces circonstances et qui cherchent bien plutôt à satisfaire leur haine et leurs passions qu'à faire le bien public.

4° Le quatrième et dernier chef porte que « Bl..... fut nommé avec Laumonier pour aller dans la maison de détention des prêtres y examiner ceux que les infirmités pourraient excepter de la déportation, ils demandèrent à être visités en secret, il s'y refusa. Laumonier était présent, sans doute il approuvait, puisqu'il laissait faire son collègue.»

J'avoue que j'ai peine à comprendre comment on a prétendu nous faire un crime d'un acte de prudence et de justice dont le contraire eût véritablement paru criminel ou au moins très suspect. Si cela est un acte de terrorisme, nous sommes bien plus coupables que la 12e section ne le dit à cet égard, car elle ne sait pas tout. Ces fonctions étaient tellement hasardeuses que sitôt que nous eûmes reçu l'ordre de faire cette visite, nous exigeâmes l'adjonction de deux membres du Conseil général de la commune pour nous accompagner, pour éloigner de notre opération tout ce qui aurait eu l'air du secret ou du mystère. Je savais bien que nous avions affaire aux meneurs les plus soupçonneux et le moindre soupçon attirait sur l'individu qui l'occasionnait une vengeance terrible et nous eussions été coupables au moins en apparence si nous eussions accédé à la proposition de faire les visites en secret ; on n'aurait pas manqué d'attribuer à la corruption la justice rendue à certains individus, et à la haine la sévérité contre les autres. J'atteste que je n'ai point de reproches à me faire et que j'aurais désiré de tout mon cœur leur trouver à tous des motifs valables de l'exception. Ignorant les imputations qu'on me faisait à la douzième section dont je ne suis pas et où je ne suis certainement pas connu, je n'ai pu lui faire passer ma justification. Elle a été trompée, je suis sûr qu'elle aurait pris de moi une idée bien différente si elle avait connu mes principes et mes malheurs. Je suis loin de craindre qu'elle persiste dans son erreur; quand elle aura écarté des motifs qui l'ont déterminée, tout ce qui tient à la basse jalousie et à des haines particulières, je me flatte qu'elle me rendra son estime et sa confiance. Signé : LAUMONIER. (*Archives municipales de Rouen. Dossier* 15. 3. *Terroristes. Moyens justificatifs de plusieurs des terroristes*. Pièce manuscrite.)

(67) Extrait de l'*arrêté municipal du* 31 *août* 1867 attribuant la dénomination de *Rue Laumonier* à une voie publique : Laumonier (Jean-Baptiste-Philippe-Nicolas-Réné) né à Lisieux, le 29 juillet 1749, ancien chirurgien major de l'hôpital militaire de Metz et de l'Hôtel-Dieu de Rouen ; se livra

avec le zèle le plus ardent au soulagement des pauvres et participa aux travaux de l'Institut de France, de la Faculté de médecine de Paris et de l'Académie de Rouen dont il fut le président.

(68) Le même vœu pourrait être également formulé pour le chirurgien David qui, malgré ses remarquables travaux, est aujourd'hui complètement ignoré.

ROUEN. — IMPRIMERIE J. LECERF.

www.ingramcontent.com/pod-product-compliance
Ingram Content Group UK Ltd.
Pitfield, Milton Keynes, MK11 3LW, UK
UKHW021003180726
13838UKWH00003B/1430